AF467011

ÉTUDES

SUR LES MALADIES

DES

FEMMES EN COUCHES

ANALYSE ET REVUE CRITIQUE DES THÈSES SUIVANTES :

1° *De la fièvre puerpérale (épidémie observée en 1854 à la Maternité de Paris)*, par A. CHARRIER. Paris, 1855.

2° *La fièvre puerpérale chez la femme, le fœtus et le nouveau-né*, par P. LORAIN. *Id.*, 1855.

3° *De l'infection purulente et de l'infection putride à la suite de l'accouchement*, par A. DUMONTPALLIER. *Id.*, 21 février 1857.

4° *De la phlébite utérine puerpérale*, par H. BILLOIR. *Id.*, 27 février 1857.

5° *Recherches sur l'état puerpéral et sur les maladies des femmes en couches*, par S. TARNIER. *Id.*, 17 avril 1857.

QU'EST-CE QUE
LA FIÈVRE PUERPÉRALE?

ÉTUDES

SUR LES MALADIES

DES

FEMMES EN COUCHES

PAR LE Dr T. GALLARD,

ANCIEN INTERNE,

LAURÉAT (MÉDAILLE D'OR) DES HÔPITAUX DE PARIS, ETC.

PARIS

LABÉ, LIBRAIRE DE LA FACULTÉ DE MÉDECINE DE PARIS,
Place de l'École-de-Médecine.

1857

Publications de **l'Union Médicale**, des 4, 11 et 14 Juillet 1857.

ÉTUDES

SUR LES MALADIES

DES

FEMMES EN COUCHES

Quelle est la nature intime des accidents formidables auxquels sont si fréquemment exposées les nouvelles accouchées? Telle est la question qui s'agite depuis le commencement de ce siècle, et qui est loin d'être encore définitivement résolue, car les meilleurs esprits sont toujours divisés à cet égard. Tandis que les uns croient pouvoir tout expliquer par une entité morbide, inconnue dans son essence, un *quid divinum* qu'ils appellent LA FIÈVRE PUERPÉRALE et considèrent comme spécial aux femmes en couches ; — les autres cherchent à se rendre compte de ce qui se passe alors en rapprochant les phénomènes observés chez les femmes récemment accouchées, de ceux produits dans d'autres circonstances pathologiques analogues, et s'efforcent de démontrer que le fait de la parturition place tout simplement les femmes dans des conditions susceptibles de permettre chez elles le développement d'accidents morbides bien connus, mais qui n'ont rien de spécial.

Les premiers auteurs qui sont entrés dans cette voie avaient remarqué la fréquence de la péritonite, et ils ont cru pouvoir expliquer, par l'existence de cette lésion, tous les accidents attribués à la fièvre puerpérale. — On comprend sans peine avec quel enthousiasme une semblable idée dut être accueillie par Broussais et son école, mais en allant trop loin on préparait la réaction qui a suivi, et si l'on a fait alors une trop large part à la péritonite, il est incontestable que depuis, se fondant sur ce qu'elle manque quelquefois, on a eu le tort de méconnaître souvent son importance quand elle existe. — Ce reproche ne s'adresse pas à l'époque actuelle, car, les défenseurs les plus zélés de l'essentialité de la fièvre puerpérale admettent que dans un certain nombre de cas ou peut observer, à la suite des couches, des phénomènes ayant bien évidemment pour cause unique une phlegmasie pure soit du péritoine, soit de l'utérus ou de ses annexes, et ils ont soin de séparer les faits compris dans cette section de ceux qui pour eux doivent être attribués à la fièvre puerpérale et ne peuvent être expliqués d'aucune autre façon. — C'est déjà une concession importante qu'il est bon d'enregistrer avant de passer outre, et de rechercher avec leurs contradicteurs si nous ne trouverons pas, dans le cadre nosologique, une ou plusieurs maladies nous présentant avec la fièvre puerpérale une ressemblance telle, qu'il nous soit possible de nous dispenser d'admettre l'existence de cette dernière.

Si, comme nous le pensons, nous trouvons les éléments nécessaires pour une semblable discussion dans les thèses dont nous avons donné les titres au commencement de cet article, nous tâcherons de les mettre à profit, car notre intention n'est pas de nous borner à une sèche analyse de ces travaux, qui sont tous dignes d'être remarqués. — Nous voulons, au contraire, chercher à nous former une opinion personnelle, que nous essaierons ensuite de faire prévaloir en prenant parti dans la discussion. — Cela nous mettra naturellement dans la nécessité de combattre les partisans de l'opinion opposée, mais nous espérons ne le faire qu'à armes courtoises, et tout en rendant justice tant au mérite personnel des auteurs qu'à la valeur intrinsèque de leurs œuvres. — Nous n'oublions pas, en effet, qu'il s'agit d'une question fort controversée, au sujet de laquelle les doctrines les plus divergentes comptent des partisans parmi les célébrités de notre époque, et, si près que nous pensions être de la vérité, nous devrons toujours conserver une certaine hésitation en face d'un semblable désaccord. J'aime, du reste, à croire que mes anciens collègues d'internat ne verront, dans cette discussion, autre chose que le désir d'élucider avec l'aide de leurs lumières un point encore obscur de pathologie; et, j'ai une trop grande confiance dans la noblesse des sentiments dont ils sont animés, pour penser qu'un seul d'entre eux puisse se froisser de mes objections ou même de mes critiques, lesquelles ne devront altérer en rien les bonnes relations que j'ai toujours entretenues avec chacun d'eux, et la cordiale amitié qui me lie à plusieurs.

Avant d'aborder les questions doctrinales, il me semble convenable de présenter une rapide analyse des faits principaux contenus dans les thèses que nous avons sous les yeux. — Dans ce résumé, j'exposerai surtout ce que chacune d'elles me paraîtra renfermer de neuf et d'original, en me bornant à indiquer sommairement les points controversables sur lesquels j'aurai ultérieurement à revenir. — Quant à ces questions de doctrine, je tâcherai de les grouper dans la discussion de façon à opposer d'abord les uns aux autres, les auteurs des thèses, s''ils se trouvent en désaccord, et à ne présenter que d'une manière tout à fait accessoire les idées qui me seront personnelles ou que j'aurai empruntées à d'autres ouvrages. — Cependant, je ne pourrai m'empêcher de faire accidentellement intervenir soit pour les adopter, soit pour les combattre, les opinions professées par les auteurs contemporains qui se sont plus particulièrement occupés de ce sujet.

M. Charrier pose, dès le début de sa thèse, la question d'une façon très explicite, et ne tarde pas à la résoudre dans le sens de l'essentialité de la fièvre puerpérale, qu'il rapproche du typhus, de la fièvre typhoïde ou du choléra. — L'hypothése émise par M. Voillemier et défendue par M. Bouchut, d'une *diathèse purulente,* d'une *pyoémie* ou *fièvre pyogénique,* ne lui semble pas constituer une opinion différente de celle qu'il adopte; la fièvre puerpérale telle qu'il la comprend et la fièvre pyogénique des auteurs que nous venons de citer n'étant, selon lui, que deux dénominations différentes, mais synonymes, employées pour désigner une seule et même maladie. — Quant aux cas de péritonite, d'inflammation phlegmoneuse des ligaments larges, de métrite ou de métro-ovarite, voire même de phlébite ou d'angioleucite qui peuvent se développer à la suite de l'accouchement, M. Charrier ne veut pas qu'on les comprenne indistinctement dans la description de la fièvre puerpérale. — Pour lui, ces lésions seraient tantôt indépendantes et constitueraient à elles seules toute la maladie, tantôt liées à la fièvre puerpérale qui les dominerait et dont elles ne formeraient alors qu'un épiphénomène. — Ces manifestations variées, mais non nécessaires de la fièvre puerpérale, seraient principalement soumises aux influences occultes de la constitution médicale régnante et serviraient à la classification de la maladie, en déterminant le type propre à chaque épidémie. — Dès lors, on s'expliquerait comment deux épidémies ne peuvent ni ne doivent se ressembler, et comment il peut arriver même que deux ou plusieurs formes diverses se manifestent dans le cours de la même épidémie. — Ainsi, dans celle de 1854, que M. Charrier a observée à la Maternité, la forme addominale avec prédominance de lésions du péritoine et des intestins, a régné pendant les premiers mois, alors que Paris était sous l'influence d'une épidémie de choléra; tandis que vers la fin de l'année, quand les affections thoraciques de nature inflammatoire ont prédominé dans la localité, on a vu la fièvre puerpérale revêtir la forme thoracique et déterminer de nombrenx épanchements pleurétiques purulents.

Ce qui, pour M. Charrier, sert à distinguer les accidents purement inflammatoires qui peuvent succéder à l'accouchement de ceux qui sont liés à la fièvre puerpérale, c'est la tendance à l'adynamie et aux gangrènes, laquelle est spéciale à cette dernière. — Il pense, du reste, que la rapidité de la terminaison mortelle survenue dans quelques cas et en l'absence de toute lésion locale, est une raison suffisante pour faire admettre l'existence d'une fièvre essentielle préexistant à toutes ces lésions et les produisant sans être sous leur dépendance.

Après avoir donné des lésions anatomiques une description des plus intéressantes et plus complète qu'on ne semblait devoir s'y attendre de la part d'un défenseur de l'essentialité de la fièvre puerpérale, M. Charrier aborde presque simultanément l'étude des causes accessoires et celle du traitement. — Insistant pour que le traitement soit surtout prophylactique et s'adresse non pas à la période d'état, mais aux prodrômes de la maladie, il conseille donc, en quelque sorte, de s'attacher à la combattre plutôt dans ses causes que dans ses symptômes, et il a grandement raison. — Il n'a rien vu de relatif à la contagion et engage à éviter l'encombrement, sans cependant lui attribuer une grande influence sur la production de la maladie. — Il croit que le défaut d'acclimatement est une des causes les plus funestes, et que les femmes doivent être acclimatées non seulement à la ville où elles se trouvent, mais même au séjour de l'hôpital dans lequel elles doivent accoucher; car il a vu celles qui avaient été admises depuis un certain temps fournir un moins grand nombre de cas de fièvre puerpérale que celles entrées seulement le jour même ou la veille de leur délivrance. — L'influence de la primiparité lui a aussi paru incontestable, et elle ressort des chiffres suivants empruntés à sa thèse. — Sur 3,060 femmes accouchées en 1854, à la Maternité, 1,565 étaient primipares; elles fournirent 410 malades sur 640 cas de fièvre puerpérale, et 155 décès sur 213 de ces 640 malades qui succombèrent à cette affection. — La mort antérieure du fœtus aide aussi très puissamment à la production de la maladie, puisque sur 88 femmes qui présentèrent cet accident, 33 furent atteintes et 21 succombèrent.

Mais ce qui pour M. Charrier domine surtout l'étiologie de la fièvre puerpérale, c'est une cause éloignée, la *pléthore séreuse* ou chlorose des femmes enceintes. — Nous ne savons si l'importance attribuée à une semblable cause est bien réelle, car cette cause existe chez presque toutes les femmes enceintes (132 fois sur 140, selon M. Charrier), et fort heureusement il n'y a qu'un petit nombre d'entre elles qui soient atteintes d'accidents puerpéraux. — Comme l'auteur, nous pensons qu'il faut le plus souvent s'abstenir de saigner les femmes enceintes, et que d'habitude il vaut mieux les soumettre à l'usage du fer. Mais nous croyons que si parmi celles auxquelles il a fait subir ce traitement d'une manière préventive, il y a eu moins de cas de fièvre puerpérale et surtout moins de décès, il faut tenir compte de l'acclimatement et du séjour antérieur à l'hôpital, et regarder ces circonstances comme ayant été pour ces femmes au moins aussi avantageuses que le traitement employé. — Quant à la thérapeutique de la maladie confirmée, M. Charrier a surtout obtenu de bons effets des vomitifs, parmi lesquels le tartre stibié et l'ipécacuanha associés dès le début; plus tard, il a eu recours aux vésicatoires volants et aux narcotiques : opium sous diverses formes à l'intérieur; onguent mercuriel belladoné à l'extérieur.

M. LORAIN paraît avoir eu pour but de s'occuper plus du fœtus et du nouveau-né que de la mère, dans son travail qu'il a intitulé : *La fièvre puerpérale chez la femme, le fœtus et le nouveau-né*, mettant, comme il le dit fort spirituellement lui-même, toute l'idée du livre dans le titre. Frappé de l'effrayante mortalité qui sévit sur les enfants, soit avant la naissance, soit dans les premiers jours de leur existence, il s'est imposé la tâche de rechercher à quelles maladies ils succombent. Et, bien que pour lui beaucoup de ces morts soient restées inexpliquées, il a cru pouvoir se rendre compte de quelques-unes, en faisant intervenir l'hypothèse de la fièvre puerpérale sévissant sur le fœtus et sur l'enfant nouveau-né comme sur la mère. — Cette idée est certainement ingénieuse et hardie, et si elle est entièrement neuve pour ce qui concerne le fœtus, elle ne conserve pas le même cachet d'originalité relativement au nouveau-né. Car, si bien des fois elle n'a été qu'entrevue par des auteurs, dont M. Lorain lui-même cite les noms, elle a été nettement formulée, en 1850, par M. Duhamel, ancien interne des hôpitaux, dans les passages suivants : « Mon attention fut frappée de la constance des maladies » qui affectaient les enfants des femmes atteintes de fièvre puerpérale, » et des analogies qui existaient entre toutes ces maladies. — Il y avait » là un rapport évident; mais *était-ce* seulement *l'influence puerpérale » épidémique qui agissait sur l'enfant comme elle avait agi sur la » mère, ou bien y avait-il là une influence directe de la mère sur son » enfant?* » — « Evidemment, entre la fièvre puerpérale et les affections » toujours à peu près les mêmes que l'on observe chez les enfants des » femmes affectées de cette maladie; il y a plus qu'une simple coïncidence, qu'un simple effet du hasard. » — « Sans doute on pourra

» objecter que presque toujours la fièvre puerpérale ne débute qu'après » l'accouchement; mais rièn ne prouve qu'il n'y ait pas avant l'invasion » apparente des symptômes, une période latente, pendant laquelle l'or- » ganisation subit une certaine modification inappréciable, qui peut » produire chez l'enfant une disposition morbide. » — « Ce retentisse- » ment, pour ainsi dire, de la mère sur son enfant, tout mystérieux qu'il » puisse paraître, ne serait pas, comme on sait, spécial à la fièvre puer- » pérale, etc, etc. » (*Considérations sur la fièvre puerpérale et sur les rapports pathologiques qui existent entre les mères affectées de cette maladie et leurs enfants.* — Thèses de Paris.)

Si ces citations enlèvent à M. Lorain le mérite de la priorité, elles ne détruisent en rien l'importance de ses remarques ni la valeur des ingénieuses explications qu'il propose pour rendre compte de cette communauté d'aptitude que présentent la mère et l'enfant, pour être influencées simultanément par la même cause morbide. — Cette prédisposition tiendrait, chez le nouveau-né, à ce qu'il entre dans la vie pourvu de deux sortes d'appareils; les uns, les seuls qui aient fonctionné pendant la vie intra-utérine, lui sont désormais inutiles et doivent disparaître; les autres doivent agir immédiatement. — Le temps qu'il met à se débarrasser des organes du passé (un mois environ) constitue la période de transition pendant laquelle seulement on doit, suivant M. Lorain, lui donner le nom de *nouveau-né.* — Il est alors exposé à mourir des *suites de naissance* absolument comme la mère peut mourir des *suites de couches;* car un travail d'élimination analogue à celui qui s'accomplit chez l'une, du côté de l'utérus, se passe chez l'autre vers l'ombilic, pour arriver à la destruction complète de l'organe intermédiaire qui unissait ces deux êtres. — Ce travail d'élimination, tout en étant physiologique, touche de très près à l'état morbide, et il suffit que l'équilibre soit rompu pour que l'état normal devienne un état pathologique chez l'un comme chez l'autre, puisque, à un moment donné, l'ombilic et la surface interne de l'utérus présentent chacun une plaie. — Cette plaie suppure nécessairement, elle accomplit plus ou moins bien sa réparation, elle peut être de bonne ou de mauvaise nature et devenir également, chez l'un et chez l'autre, le siége de lésion. — Ce rapprochement, si judicieusement établi et qui permettra à M. Lorain de considérer la mère et l'enfant comme placés dans des conditions identiques, soumis à un état particulier qui peut bien être appelé *état puerpéral*, attendu que l'enfant est partie prenante dans l'acte de la gestation, lui sert de point de départ pour arriver à conclure que ces deux êtres se trouvent, pour ainsi dire, fatalement condamnés à subir les mêmes maladies. — De telle sorte que la fièvre puerpérale ne serait plus seulement une maladie de la femme en couches, mais une maladie de la gestation.

Nous regrettons seulement que M. Lorain se soit arrêté, lorsqu'il s'est agi de déterminer le rôle que jouent dans la fièvre puerpérale des femmes et dans celle des enfants, l'utérus et l'ombilic, et ait refusé de trancher cette question si controversée, dont la solution nous semble être le point réellement important du sujet qui nous occupe. — Mais cette hésitation de l'auteur ne nous empêche pas d'applaudir sans réserve à l'idée du parallèle que nous venons de signaler. Car ce rapprochement nous aidera, comme il a aidé M. Dumontpallier, à trouver la véritable cause des accidents analogues observés chez les nouvelles accouchées et chez leurs enfants, en rapportant les uns et les autres soit à l'infection purulente, soit à l'infection putride. — Notons, du reste que, si M. Lorain ne veut pas agiter cette question litigieuse, cela pourrait peut-être bien tenir à ce qu'il n'a pas de très puissants arguments à produire en faveur de l'essentialité de la fièvre puerpérale. — Nous ne serions même pas étonné, en nous rappelant certains passages de sa thèse, que, dans son for intérieur, il ne fût, plus qu'il ne l'ose se l'avouer à lui-même, disposé à la rattacher aux lésions soit de l'utérus, soit de l'ombilic.

Après ces considérations préliminaires, il relate avec plus ou moins de détails, 46 observations de maladies de fœtus ou de nouveau-nés qu'il essaie de rattacher à la fièvre puerpérale, et à l'occasion desquelles il s'écrie : « ou la fièvre puerpérale doit perdre son nom, ou il faut » nécessairement appeler du même nom la maladie que je décris chez » le fœtus et chez le nouveau-né. » — Nous sommes parfaitement de son avis, en ce qui concerne le nouveau-né ; dans le plus grand nombre des cas qu'il rapporte, la maladie de la mère et celle de l'enfant sont identiques. — Mais, nous craignons bien que pour le fœtus il n'ait un peu trop voulu forcer les analogies. — Ainsi, de ce que dans dix autopsies de fœtus mort-nés il a trouvé des traces plus ou moins évidentes de péritonite, M. Lorain conclut que ces fœtus ont succombé à une influence épidémique analogue à celle qui sévissait sur les mères et sur certains nouveau-nés. — Eh bien ! nous devons faire remarquer que sur ces dix cas, trois fois seulement la mère a été affectée assez gravement de la maladie (observ. I, III et IV). — Dans les sept autres faits, l'enfant aurait donc été atteint, dans le sein de sa mère, par le poison miasmatique sans que celle-ci en ait été influencée ! — Indépendamment de ce qu'une telle hypothèse doit avoir d'inadmissible, nous ajouterons que, dans presque toutes les observations, la cause de la péritonite du fœtus peut être retrouvée ou du moins soupçonnée sans qu'il soit nécessaire de la rapporter à cette fièvre puerpérale, dont le propre serait de frapper le fœtus quand elle épargne la mère et d'aller l'atteindre dans le sein maternel, même en dehors du foyer épidémique dans lequel elle sévit, puisque sept de ces fœtus étaient morts avant l'entrée des mères à la Maternité. — Dans certains cas, la cause réelle de la péritonite est tellement évidente que l'auteur la signale lui-même, comme dans l'observation IIe. — Il s'agit d'une femme rachitique qui était en travail depuis quarante-huit heures, lorsqu'on jugea à propos de pratiquer la craniotomie. — Le fœtus avait une péritonite, et la description des lésions nécroscopiques qu'il présentait est suivie de cette réflexion : « Si l'on doit juger de l'âge » d'une péritonite, par la densité et la solidité des fausses membranes, » et par la nature du liquide épanché, nous émettrions l'avis qu'elle » s'est produite ici pendant le travail de l'accouchement, qui a été long » et pénible, et qu'elle est par conséquent récente. » C'est donc un cas à enlever à la fièvre puerpérale. — Dans un autre (obs. I), il s'agit d'une femme qui a eu déjà un avortement et est affectée d'un éléphantiasis de la vulve, pour lequel elle a subi une opération il y a deux ans, mais cette maladie a récidivé depuis et s'est étendue au pourtour de l'anus. — N'est-ce pas là une circonstance diathésique éminemment défavorable pour le fœtus ? Et, quoique la mère soit morte plus tard d'accidents puerpéraux, y a-t-il lieu de chercher à relier ces deux faits, quand on sait surtout que les accidents éprouvés par la mère étaient des symptômes d'infection putride avec putrescence de l'utérus, occasionnée par la rétention d'un fragment de placenta ? — Enfin, quand dans l'observation IIIe on dit que la mère, accouchée le 14 mai, est restée pendant sa grossesse, du 16 janvier au 14 avril, à l'hôpital de la Charité, pour y être traitée d'un abcès du sein et d'une fièvre typhoïde grave, n'énonce-t-on pas, par cela même, les causes probables sinon certaines des maladies trouvées sur le fœtus ? — Et, si dans les sept autres cas nous ne pouvons découvrir la cause de la péritonite du fœtus, la raison n'en pourrait-elle pas être attribuée à l'absence de détails suffisants consignés dans les observations ? — Nous y trouvons, en effet, quelques lignes à peine sur les phénomènes observés pendant la grossesse, et sur ce qui a pu se passer au moment où la mort du fœtus a eu probablement lieu. — Cela importait pourtant, car certaines de ces femmes, en proie à la plus affreuse misère, se sont vues forcées de continuer à travailler, et souvent en se livrant aux occupations les plus pénibles, jusqu'aux derniers instants de leur grossesse. — Qui nous dit que plusieurs d'entre elles n'ont pas été exposées à des accidents, à des violences, à des actes de brutalité, coups ou chutes, qui, en agissant médiatement sur le fœtus, auraient pu déterminer sa péritonite, comme cela a eu lieu dans des cas mentionnés par M. Thore. (*De la péritonite chez les enfants nouveau-nés.— Arch. gén. de méd.*, 4e série, t. XI et XII.) Qui nous dit, enfin, que ces femmes n'avaient pas la syphilis, autre cause de péritonite du fœtus, signalée par MM. Allan et Simpson, au dire de M. Lorain lui-même ? Et, en l'absence de tout renseignement positif, n'est-il pas plus logique de rattacher ces faits à une étiologie connue que d'aller, pour les expliquer, supposer l'existence problématique d'une cause inconnue, la fièvre puerpérale, surtout quand les mères n'en ont éprouvé aucun symptôme ?

Si nous avons insisté plus particulièrement sur cette partie de la thèse de M. Lorain, c'est qu'elle nous a paru d'une importance capitale et que nous avons consacré à son étude la plus scrupuleuse attention. — Il nous avait semblé, en effet, que la participation du fœtus à la fièvre puerpérale devrait être considérée comme une preuve irréfragable de l'essentialité de cette dernière, et MM. Lorain et Tarnier ont, à ce qu'il paraît, pensé comme nous, puisqu'ils invoquent cette preuve comme un de leurs plus puissants arguments. — Il nous importait donc de ne pas admettre cette hypothèse sans examen et de nous livrer à une analyse rigoureuse des faits sur lesquels elle s'appuie pour apprécier sa valeur réelle avant de passer outre. On a pu voir, par les détails dans lesquels nous sommes entré, que cette valeur est sinon complétement nulle, au moins fort contestable.

M. Tarnier croit que l'*état puerpéral* ne doit pas être limité à l'accouchement et à ses suites immédiates, mais embrasser, en outre, toute la grossesse depuis la conception et même depuis la menstruation qui a précédé, jusqu'à la fin de la lactation ou jusqu'au retour de l'utérus à son volume normal dans le cas de non allaitement. Cet espace de temps. qui est déjà si étendu, ne lui suffit même pas, car il admet un grand et un petit état puerpéral, ce dernier se rattachant à chacune des époques menstruelles. — Il est certain que, philosophiquement et, envisagée à un point de vue tout théorique, cette manière de voir est fort ingénieuse et peut se défendre ; mais dans la pratique elle ne trouve pas une application aussi immédiate qu'on serait tenté de le croire tout d'abord. — Aussi, ne voyons-nous qu'un bien petit nombre de phénomènes importants être communs à ces deux états; et, par exemple, les ostéophytes, la glycosurie (ou pour ne rien préjuger cette propriété que prend l'urine de réduire les sels de cuivre), l'état gras du foie, toutes ces particularités que M. Tarnier étudie avec tant d'attention comme se manifestant dans l'état puerpéral, n'ont rien de commun avec la période menstruelle. — Arrêtons-nous un peu sur cet *état gras du foie* que nous venons de mentionner incidemment, et que M. Tarnier a eu le mérite, sinon de découvrir au moins de signaler le premier, d'une manière toute particulière, et de décrire avec un soin et une exactitude dignes d'éloges. — La discussion à laquelle il se livre relativement aux causes qui peuvent être accusées de produire cette lésion est aussi complète que possible. Malheureusement elle n'aboutit à rien de bien précis, car l'auteur ne peut nous dire si cet état est physiologique et commun à toutes les femmes enceintes ou pathologique et spécial aux malades affectées d'accidents puerpéraux, puisqu'il a manqué 5 fois sur 80 autopsies. — Notons aussi qu'on ne l'a pas retrouvé dans le foie des enfants morts d'accidents analogues à ceux qui avaient emporté les mères.

Relativement aux maladies puerpérales, M. Tarnier se plaint de la confusion qui règne actuellement dans la science à ce sujet et l'attribue à ce que les uns ont essayé de rattacher à des lésions locales ce qui est le fait de la fièvre puerpérale ; tandis que les autres ont eu le tort de vouloir rapporter à cette dernière des lésions bien limitées et d'une nature purement inflammatoire. — Quant à lui, il est persuadé que les maladies puerpérales sont multiples, mais que de toutes la plus fréquente est celle qu'on a désignée sous le nom de *fièvre puerpérale, et que c'est dans son étude qu'on doit englober la plupart des états morbides qu'on a souvent regardés comme distincts.* — Ce qui ne l'empêche pas de consacrer un chapitre à part à chacune de ces affections et de les décrire avec un soin tout particulier et un talent remarquable chaque fois qu'il veut bien les considérer isolément. — Nous signalerons comme les plus dignes d'attention à ce point de vue ses chapitres sur la péritonite et sur la phlébite utérine.

Dans un dernier chapitre fort important, consacré à la propagation de la fièvre puerpérale. M. Tarnier agite pour l'admettre la question de la contagion. — Il regarde la fièvre puerpérale comme tellement contagieuse qu'il la croit capable de se communiquer non seulement aux femmes en couches, mais même à celles qui n'ont jamais été mères, pourvu qu'elles soient au moment d'une époque menstruelle, et il rapporte les observations de deux élèves sages-femmes qui auraient été ainsi atteintes sous ses yeux à la Maternité. Nous avouerons que ces observations ne nous semblent pas suffisamment probantes pour devoir entraîner une conviction complète sur un sujet aussi contestable. Il ne nous semblerait pas exorbitant d'admettre que, sur une population d'un certain nombre de femmes adultes, comme celle qui compose l'établissement des élèves sages-femmes de la Maternité, il puisse se présenter dans une année deux cas de péritonite survenue pendant la période menstruelle sans qu'il soit nécessaire d'y voir le résultat d'une influence épidémique ou contagieuse. — Mais cette péritonite elle-même n'a eu réellement lieu que dans le premier cas, car dans le second nous trouvons d'autres affections qui peuvent bien mieux nous rendre compte des symptômes observés sans qu'il soit nécessaire de les attribuer à la fièvre puerpérale. La malade a été prise de frissons et de douleurs abdominales pendant le cours de ses règles, qui se sont supprimées, le ventre est devenu douloureux, surtout à l'ombilic, et il y a eu quelques vomissements. — En une quinzaine de jours, il y a eu une amélioration assez sensible mais non complète, car si les symptômes s'amendent vite, il y a, par la suite, des recrudescences soit de la fièvre, soit des douleurs de ventre, quelquefois des vomissements; et la malade, atteinte le 23 avril, n'est que convalescente le 8 juillet, sans qu'on sache quand elle est définitivement guérie. — Qui est-ce qui pourrait affirmer qu'il n'y a pas eu là une de ces lésions péri-utérines (phlegmon ou hématocèle) sur lesquelles l'attention a été surtout appelée dans ces derniers temps et qui débutant ordinairement pendant le cours d'une époque menstruelle ont pour caractère principal de présenter une marche assez lente avec exacerbations irrégulières? Évidemment pour repousser une telle hypothèse il faudrait, sur les antécédents et sur les symptômes fournis par l'exploration directe, des renseignements que l'on a le regret de ne pas trouver consignés dans l'observation. — Et en l'absence de ces détails indispensables, nous nous croyons suffisamment autorisé à récuser ce fait ainsi que le précédent.

Sans entrer dans la discussion des chiffres cités par M. Tarnier et qui prouvent non la contagion mais l'état épidémique ou plutôt endémique de la fièvre puerpérale à la Maternité, nous nous bornerons à lui opposer MM. Charrier et Lorain qui ne croient pas à cette contagion. — Le dernier surtout la conteste d'après des expériences concluantes, car il a vu des cadavres d'enfants morts de fièvre puerpérale rester dans un lit pendant plusieurs heures, côte à côte avec d'autres nouveau-nés, sans les contagioner, et des mères mourir de cette maladie, tandis que leurs nourrissons, qu'elles n'avaient pas cessé d'allaiter, en étaient exempts. Nous avons été surtout surpris de voir que, partisan comme il l'est de la contagion, M. Tarnier ne pense pas que la maladie puisse être transmise par l'intermédiaire de l'accoucheur. Certes nous sommes aussi peu contagioniste que possible, mais nous établissons entre la contagion et l'infection une distinction que M. Tarnier conteste et nous n'oserions nier la possibilité de la propagation par le médecin de toutes les maladies réellement contagieuses. — Il est certain que cette voie de transmission n'est pas la plus commune ni la plus efficace, mais elle est incontestable dans certains cas où la propriété contagieuse de la maladie est bien démontrée et il nous suffira de rappeler ici que c'est à propos de la pourriture d'hôpital qu'elle a été surtout signalée.

MM. Charrier, Lorain et Tarnier sont d'anciens internes de la Maternité, et il n'est pas étonnant qu'ayant étudié sous la direction de M. Dubois, ils se soient laissés aller à adopter les opinions que ce professeur a développées, en 1842, dans le 26me volume du *Dictionnaire de médecine;* ils admettent donc la fièvre puerpérale. — MM. Dumontpallier et Billoir ont observé dans les hôpitaux ordinaires, et, disons-le tout de suite, ils se sont trouvés dans de meilleures conditions que les internes de la Maternité. Car, s'ils ont vu un moins grand nombre de nouvelles accouchées, ils ont pu du moins les suivre depuis le moment de la parturition jusqu'à leur sortie de l'hôpital. Dans les maisons spéciales, au contraire, ces femmes n'entrent à l'infirmerie que si elles sont déjà malades, et plus ou moins longtemps après la manifestation des premiers symptômes, que le médecin n'est pas appelé à constater lui-même, et pour l'appréciation desquels il doit s'en rapporter à la relation qui lui en est faite, soit par la malade, soit par les élèves sages-femmes.

Ayant ainsi observé plus complétement leurs malades, puisqu'ils les avaient constamment toutes sous les yeux, MM. Dumontpallier et Billoir ont pu porter leur attention sur les phénomènes de la période d'invasion qui doivent passer inaperçus à la Maternité. — Et ce qu'ils ont pu voir alors les a conduits à penser que si l'histoire des accidents propres aux femmes en couches se trouve dans le 26me volume du *Dictionnaire de médecine*, il faut la chercher moins dans l'article de M. P. Dubois que dans celui de M. Bérard *(Pus, infection purulente et putride)*. Il y a en effet entre ces deux articles, situés à moins de cent pages de distance, une si grande ressemblance de description, que l'on ne peut s'empêcher de se demander s'il s'agit bien réellement de maladies différentes ; et, si une chose nous étonne, c'est que l'on n'ait pas songé plus tôt à faire ressortir la singularité d'un tel rapprochement.

M. Billoir ayant été, à l'hôpital Beaujon, l'interne de M. Béhier, qui s'occupe depuis plusieurs années de cette question intéressante, nous donne en quelque sorte la primeur des opinions que ce médecin se propose de développer prochainement lui-même dans un travail original sur les *suites de couches.* — M. Billoir, se bornant donc à la relation de ce qu'il a observé dans le service de M. Béhier, nous dit que dans toutes les autopsies faites par lui, les sinus utérins ou les veines avoisinantes contenaient du pus. — Mais pour trouver ce pus, dont l'abondance est quelquefois telle qu'il se rencontre dans presque toutes les veines, il faut dans certains cas une attention toute particulière, il faut même savoir pour ainsi dire d'avance où l'on devra aller le chercher. — C'est sur les bords latéraux de l'organe, à l'union du corps avec le col qu'on le découvre le plus habituellement et en plus grande quantité, et si l'on n'avait pas soin d'explorer avec la plus minutieuse attention cette région extrêmement limitée, on pourrait parfaitement le laisser passer inaperçu. — C'est ainsi que bien des fois nous avons pu nous-même voir M. Béhier le mettre à découvert par une simple incision faite dans ces points circonscrits quand des recherches prolongées n'avaient pas permis d'en apercevoir la moindre trace dans le tissu de l'utérus, que l'on avait eu pourtant le soin de couper en tranches excessivement minces. — Les veines du plexus pampiniforme et surtout celles qui contiennent du pus sont agglutinées entre elles par un dépôt de lymphe plastique, au milieu duquel on peut même trouver des collections purulentes : véritables abcès péri-veineux. — La surface interne de ces mêmes veines ne renferme pas de caillot obturateur capable de s'opposer au mélange du pus avec le sang. — Ces lésions se sont constamment retrouvées dans les 23 autopsies qu'a pu faire M. Billoir ; et il les a vues s'accompagner d'habitude d'autres altérations que nous passerons sous silence, car elles ont été signalées par tout le monde et constituent les lésions communes, classiques de la fièvre puerpérale. Nous accorderons pourtant une mention toute particulière à l'état que présente la face interne de l'utérus, dont la cavité est souvent tapissée par une couche molle pultacée, comme pseudo-membraneuse, que M. Billoir décrit avec soin, et sur laquelle nous ne saurions trop attirer dès à présent l'attention du lecteur.

L'étude des symptômes est divisée, toujours d'après M. Béhier, en deux périodes. — Dans la première, celle qui est inconnue à la Maternité, car elle se passe sous les yeux des élèves sages-femmes, la maladie est localisée dans l'utérus et ses annexes; dans la seconde, elle est devenue générale. — C'est au commencement de cette seconde période, que l'on a l'habitude de rapporter le début de la fièvre puerpérale, et tous les phénomènes subséquents sont trop parfaitement connus pour que nous nous y arrêtions; nous parlerons donc ici seulement de la première période; celle que M. Béhier a, nous pouvons le dire, découverte, et pendant la durée de laquelle il est permis au médecin d'espérer enrayer la marche de la maladie. — Un frisson suivi d'élévation considérable du pouls, sans diminution de la sécrétion lactée et d'habitude avec exagération de cette fonction; tels sont les premiers signes perceptibles. — Presqu'immédiatement après ce frisson, quelquefois même avant son apparition, on peut constater du côté de l'hypogastre une douleur vive, lancinante qui, si elle ne se manifeste pas toujours spontanément, ne manque pas de se produire sous l'influence du plus léger mouvement ou des efforts de toux. — La palpation développe aussi cette douleur, et un fait très remarquable, c'est qu'on l'exaspère, non pas en pressant directement sur le corps de l'utérus, mais sur les côtés, au niveau de ses bords latéraux et de ses cornes; cette douleur circonscrite est le premier indice de phénomènes locaux de tuméfaction, dont M. Béhier a le premier découvert l'existence, et sur la valeur séméiotique desquels il ne nous appartient pas de nous prononcer tant que n'aura pas paru le travail du médecin de l'hôpital Beaujon. — En même temps, l'utérus revient moins rapidement à son volume normal que chez les nouvelles accouchées bien portantes, et il est même des cas où, après l'invasion des premiers symptômes, on lui voit reprendre un volume supérieur à celui qu'il affectait la veille. — Les lochies n'offrent rien de particulier. — Toutes les fonctions se font bien pendant cette première période, qui a une durée de deux à dix jours, et à laquelle la guérison peut succéder. — C'est donc pendant son cours que l'accoucheur devra épuiser toutes les ressources de la thérapeutique, pour s'opposer, si faire se peut, aux progrès du mal.

La seconde période, avons-nous dit, n'offre rien de particulier à étudier : c'est la *fièvre puerpérale* telle qu'elle est décrite partout ; ou plutôt, comme le démontre M. Billoir, c'est l'*infection purulente* dont les symptômes généraux, excessivement graves, prennent le dessus et masquent les symptômes locaux de la *phlébite utérine* qui en a été le point de départ. — Dans cette seconde période, le sang est adultéré par son mélange avec le pus provenant des veines enflammées ; il n'est donc pas étonnant que la guérison ne puisse plus être obtenue ou soit alors tellement exceptionnelle qu'il ne faille plus l'espérer. — Dans les dix observations que M. Billoir a rapportées avec détails, on trouve la confirmation de tous les faits énoncés dans sa thèse, et surtout des descriptions d'anatomie pathologique qui sont propres, ce nous semble, à dissiper tous les doutes.

M. Dumontpallier, sans avoir connaissance des recherches entreprises par M. Béhier, à l'hôpital Beaujon, a pu voir, à l'hôpital Lariboisière, des faits en tout semblables à ceux que nous avons trouvés consignés dans la thèse précédente, et il met aussi la majorité des accidents puerpéraux sur le compte de l'infection purulente. — Mais il restait encore quelques cas exceptionnels qui, dans cette théorie, ne trouvaient pas une raison d'être suffisante et que les partisans de la fièvre puerpérale s'empressaient toujours de citer, parce qu'alors la rapidité de la marche de la maladie et l'intensité des symptômes comparées à l'absence presque complète de lésions matérielles appréciables leur semblaient démontrer péremptoirement la nature spéciale de la maladie, et son essentialité. — Ce sont ces faits, en apparence irréguliers, que M. Dumontpallier a cru devoir mettre sur le compte de l'infection putride. — Pour lui donc, l'utérus est le point de départ d'une infection générale, d'une altération des liquides ; et cette altération du sang peut être due soit à une phlébite ou à une suppuration trop abondante du cercle placentaire, soit à la putrescence, au ramollissement, ou à la gangrène des parois de la matrice. — Appuyant cette manière de voir sur des observations, il nous montre, dans ses autopsies, les veines utérines restées béantes au milieu de la plaie qui résulte du décollement du cercle placentaire, et ne pouvant s'affaisser sur elles-mêmes pour s'oblitérer, grâce à la structure qui leur a valu le nom de sinus utérins. — Elles sont ainsi disposées le plus favorablement possible, tant pour s'enflammer que pour permettre l'absorption soit du pus en nature, soit des matières putrides qui remplissent la cavité utérine et baignent, non seulement les orifices des sinus, mais même leur surface interne dans une certaine étendue. —Ces veines, il les a trouvées remplies, tantôt de pus (obs. III), tantôt d'une substance sanieuse noirâtre, putride, qui avait été transportée jusque dans les veines hypogastriques et même au delà (obs. IV, V, VI, VII).

Cette démonstration anatomique est corroborée par le rapprochement qu'établit l'auteur entre les symptômes observés chez ces femmes, et ceux qui, d'après les descriptions classiques, sont attribués à l'infection putride, car de ce rapprochement résulte non seulement une grande ressemblance, mais une identité complète entre les deux maladies. — Et c'est là que se trouve le côté vraiment neuf de son travail, car, si avant lui on avait bien des fois agité la question de l'infection purulente, on ne s'était pas encore arrêté à l'idée de l'infection putride qui, mieux que la première, peut expliquer ces morts rapides et foudroyantes, devant lesquelles les meilleurs esprits restaient indécis ou se ralliaient à l'inconnue de la fièvre puerpérale. — Dance, il est vrai, avait bien cité quelques cas analogues à ceux dans lesquels M. Dumontpallier fait intervenir l'infection putride, mais il les rapportait comme les autres, à la phlébite. Selon lui, les matières putrides en contact avec la veine, ou contenues dans sa cavité, n'agissaient pas comme substance toxique absorbée, mais seulement à titre de corps étranger, d'irritant, qui enflammait la veine et lui faisait sécréter du pus, lequel, mélangé au sang, le viciait et amenait l'infection générale. — M. Dumontpallier ne nie pas que les choses ne puissent se passer ainsi dans un certain nombre de cas; mais alors, il admet qu'il y a simultanément ou plutôt successivement infection putride, puis infection purulente, car on observe les symptômes propres à l'une et à l'autre, quand la première n'a pas été assez intense pour déterminer la mort dès le début; il peut se faire alors qu'on ait devant les yeux le tableau des deux infections se trouvant en présence chez la même malade.

Si les deux auteurs dont nous venons d'analyser en dernier lieu les travaux, ont cru pouvoir expliquer l'un par l'infection purulente seule, l'autre tantôt par l'infection purulente, tantôt par l'infection putride, tous les cas de mort qu'ils ont observés chez les femmes en couches; ils ont néanmoins fait leurs réserves relativement à la fièvre puerpérale, acceptant comme un fait acquis l'existence de cet être pathologique, aussi inconnu dans son essence que dans ses manifestations, et consentant, sans l'avoir jamais rencontré, à lui laisser attribuer un certain nombre des morts consécutives à l'accouchement. — C'est-à-dire que, comme M. Lorain, ils n'ont pas osé trancher la question. Nous serons plus hardi, ou, si l'on veut, plus imprudent, et nous n'abandonnerons pas ce sujet sans avoir cherché à déterminer quels sont les cas auxquels convient cette appellation : FIÈVRE PUERPÉRALE ; et si nous n'en trouvons pas, nous oserons proposer de la rayer du glossaire médical, comme bonne tout au plus à entretenir une confusien fâcheuse dans les esprits.

Que l'on ne voie pas dans la discussion que nous agitons ici une simple querelle de mots ! S'il nous était prouvé que la science et l'art ne doivent plus progresser, et qu'aucune connaissance nouvelle ne peut venir s'ajouter à celles aujourd'hui acquises, concernant le traitement soit curatif, soit préventif des accidents propres aux nouvelles accouchées, peu nous importerait qu'on désignât ces mêmes accidents sous le nom de fièvre puerpérale ou sous celui d'infection purulente et putride. Mais, il est incontestable qu'en vertu des idées actuellement régnantes sur la fièvre puerpérale, les accoucheurs restent découragés lorsqu'ils voient apparaître une épidémie, et le plus souvent spectateurs inactifs, osent à peine tenter d'impuissants efforts pour lutter contre un fléau dont la marche leur semble avoir été tracée d'avance avec une inexorable fatalité. — Certes, le pronostic n'est guère plus rassurant lorsqu'on a à traiter l'infection purulente et l'infection putride; et nous savons quelles tentatives inutiles ont été faites pour les guérir. Mais s'il y a peu de chances de succès lorsque l'intoxication générale a eu lieu, au moins reste-t-il la ressource de chercher à prévenir cette infection en se rappelant le précepte : *Principiis obsta serò medicina paratur.*

Nous ne nous faisons pas assez d'illusions pour penser que, quant à présent, on ait trouvé un moyen efficace dans tous les cas pour s'opposer à la contamination du sang par le pus ou les matières putrides. — Cependant, nous avons vu notre excellent maître, M. Béhier, employer sur une grande échelle les applications de sangsues à l'hypogastre, puis le calomel à l'intérieur et les onctions mercurielles ou quelquefois même les larges vésicatoires appliqués sur l'abdomen, et M. Billoir dit avoir constaté des guérisons remarquables, inespérées sous l'influence de ce traitement dirigé plutôt contre la phlébite que contre l'infection purulente. — D'un autre côté, M. Dumontpallier pense qu'une des principales indications à remplir, dans le but de prévenir l'infection putride, serait de laver et de déterger l'intérieur de la matrice à l'aide d'injections d'eau tiède poussées dans sa cavité. — On le voit, le courage renaît chez ceux qui ne croient plus avoir un fantôme devant eux, et si terrible que soit l'ennemi qui leur est opposé, ils l'attaquent avec ardeur, du moment où ils entrevoient enfin la possibilité de le combattre.

Cela dit sur l'importance et l'opportunité qu'il peut y avoir à rechercher et à découvrir la vérité, examinons ce qu'offrent de particulier les circonstances principales invoquées pour faire admettre l'essentialité de la fièvre puerpérale. Et attachons-nous pardessus tout à apprécier la valeur des arguments tirés de la rapidité de son évolution, des différences et des irrégularités observées suivant les cas dans sa marche ou dans ses symptômes, des lésions anatomiques, tantôt si multipliées, tantôt presque nulles qu'elle produit, enfin des conditions relatives à son mode de propagation.

La diversité de symptômes et de manifestations s'explique d'elle-même par l'innombrable quantité de maladies différentes que, suivant l'expression de M. Tarnier, on avait cru devoir englober sous ce même chef : la fièvre puerpérale. — Tous les auteurs les plus récents admettent bien que l'on doit en distraire les péritonites, les inflammations phlegmoneuses des ligaments larges, les métrites et les métro-ovarites. — Mais l'ont-ils toujours fait eux-mêmes? et l'inobservation de cette règle ne serait-elle pas la seule cause de cette symptomatologie si variée, sur le fond de laquelle dominent les phénomènes propres aux deux infections purulente et putride?

Ces deux infections ont bien, il est vrai, été admises par MM. Charrier, Lorain et Tarnier, au nombre des formes que peut, dans certains cas, revêtir la fièvre puerpérale, mais cela d'une façon tout à fait exceptionnelle. — Nous nous étonnerions que, les ayant signalées quelquefois, ils ne les aient pas vues plus souvent, si nous n'avions été frappé à la lecture de leurs travaux, des efforts continuels que semblent faire ces auteurs pour s'éloigner d'une telle idée vers laquelle les ramènent, malgré eux, les tendances naturelles de leur esprit, quand ils croient devoir s'insurger contre elles, influencés, sans doute à leur insu, par le milieu tout spécial dans lequel ils observent. On se rappelle, en effet, les intéressantes considérations de M. Lorain, sur l'état de la plaie utérine aussi bien que de la plaie ombilicale; en les lisant, nous nous attendions à le voir conclure que là est le point de départ de l'infection générale. Nous avons été tout surpris de le voir se contenter de poser les prémisses et se refuser à déduire la conséquence, en nous donnant pour raison que ces lésions de vaisseaux font partie de l'état général grave, mais ne le causent pas, et que les lésions anatomiques n'expliquent rien, car « elles sont les preuves matérielles du passage de la maladie, de ses ravages; elles n'en sont pas cause, mais effet; les lésions anatomiques sont le cadavre de la maladie, ce sont les coups qu'elle a portés; les constater, ce n'est pas apprendre à connaître ou à guérir la maladie. » — M. Charrier est souvent aussi entraîné dans la même direction, et, maintes fois, nous le voyons se demander si l'on ne peut pas « comparer la femme qui vient de mettre un enfant au monde à un blessé qui a une vaste plaie en suppuration. » Pourquoi donc ne veut-il pas non plus pousser plus loin la comparaison? Est-ce qu'il craindrait de ne pas trouver, dans ce rapprochement, assez de points de contact pour expliquer cette altération primitive de tous les fluides de l'économie, et principalement du sang, qu'à l'exemple de M. Dubois il admet *à priori* comme devant préexister à toute lésion locale ? — Est-ce qu'il n'a pas été quelquefois à même de constater *de visu* le mélange du pus au sang ? N'a-t-il pas vu « les lymphatiques » utérins et les veines utérines comme injectés par du pus que l'on a » retrouvé jusque dans le canal thoracique ? » N'a-t-il pas rencontré un caillot purulent jusque dans le sinus longitudinal supérieur ? Et ne signale-t-il pas enfin la fréquence de nombreuses ecchymoses dans le tissu cellulaire sous-jacent à la membrane interne des veines ? — L'infection purulente caractérisée par de tels signes devrait, selon nous, rendre suffisamment compte de tous les symptômes et de toutes les lésions si variées qu'il a pu observer. — Mais une difficulté l'arrête ; ce sont les cas dans lesquels on ne constate aucune lésion à l'autopsie, et l'on ne retrouve pas le point de départ de ce pus qui a dû se mélanger au sang pour l'infecter. — M. Billoir nous a dit depuis avec quelle attention il faut savoir chercher ce point de départ pour le retrouver, et il nous a précisé la région anatomique vers laquelle il faut diriger ses investigations pour cela. — Ce point n'est pas un de ceux que l'on examine le plus souvent à l'autopsie ; il a donc parfaitement bien pu rester inexploré quand il n'était pas signalé tout spécialement à l'attention des observateurs. — Cela est si vrai que M. Tarnier qui, lui aussi, est l'élève de M. Béhier et a appris à chercher le pus dans les veines, l'a constamment trouvé dans les 80 autopsies qu'il a faites sur les 130 ou 132 cas de mort observés par lui à la Maternité (excepté dans un cas où, pour toute lésion, il a trouvé de la péritonite). Et il est curieux de voir que pour se rallier à l'opinion opposée et accorder à la fièvre puerpérale la faculté de tuer sans laisser de traces sur les cadavres ; il a dû faire abnégation de ses observations personnelles. Les trois faits qu'il cite dans sa thèse sont empruntés à des collègues fort instruits sans doute, mais qui n'avaient très probablement pas connaissance de cette particularité d'anatomie pathologique, aussi quel que soit le soin avec lequel ils aient fait leurs autopsies, il ont très bien pu, et nous dirions presque, ils ont dû certainement négliger d'explorer le point extrêmement limité dans lequel se trouvent d'habitude les veines enflammées. — Nous attendrons donc pour partager la manière de voir de M. Tarnier, qu'il ait observé par lui-même les faits sur lesquels il s'appuie, et nous ne pensons pas qu'il puisse songer à se plaindre d'une pareille exigence de notre part.

Si l'on arguait de l'absence fréquente des abcès métastatiques pour nier l'infection purulente chez les nouvelles accouchées, nous renverrions à l'article de M. Bérard, où il est dit : « L'infection purulente » peut causer la mort avant que les abcès aient eu le temps de se for- » mer, » en la rapprochant du passage dans lequel les auteurs du *Compendium de médecine* déclarent que « si la fièvre puerpérale a eu plusieurs » jours de durée on peut être certain à l'avance qu'il existe du pus dans » un point quelconque de l'économie. » — Et quand bien même il n'y aurait de pus en aucun point du système veineux, ne resterait-il pas cette infection putride sur laquelle M. Dumontpallier vient d'attirer tout particulièrement l'attention? On peut d'autant plus facilement la faire intervenir dans les trois cas de M. Tarnier que dans chacun d'eux on a vu la face interne de l'utérus présenter une surface grisâtre pulpeuse, infecte même. — Cette infection n'est pas celle que M. Charrier avait en vue quand il a dit : « Si la maladie se prolonge, elle revêt tous les carac- » tères d'une maladie infectieuse putride. » Car, ce qui la distingue surtout, c'est la rapidité excessive de sa marche. — C'est par elle seule que l'on peut se rendre compte de ces cas de fièvre puerpérale foudroyante qui ont tant étonné dans certaines épidémies, puisque « l'uté- » rus offre une lésion que l'on peut considérer comme *constante*, car » elle a été *rencontrée dans tous les cas* observés par MM. Tonnellé, » Voillemier, Bourdon, etc. La surface interne de la matrice est cou- » verte d'un détritus d'une épaisseur variable, couleur lie de vin ou noi- » râtre, gluant, sanieux, adhérent à toute la paroi interne, mais surtout » à la partie qui donne insertion au placenta, s'enlevant facilement avec » le manche d'un scalpel, ayant tantôt une odeur lochiale particulière, » tantôt une *odeur de putréfaction insupportable.* » (Monneret et Fleury. — *Compend. de méd.*, t. VII, p. 222.) — Nous ne nous expliquons pas comment M. Tarnier a pu mettre cette putrescence, ce ramollissement de la face interne de l'utérus sur le compte de la décomposition cadavérique, car on ne rencontre pas de semblables altérations sur les sujets morts d'accidents non puerpéraux, même peu de temps après la parturition. Cela résulte du moins des recherches faites par M. Dumontpallier, qui a retrouvé dans les veines cette matière putride et explique par son mélange avec le sang l'empoisonnement, quand il ne peut être attribué à l'infection purulente. — Ce mécanisme de l'infection ne peut être récusé par les élèves de M. P. Dubois, car, c'est ce professeur qui l'a le premier formulé, non comme un fait démontré, mais comme une hypothèse fort admissible, ainsi que l'on peut s'en convaincre par les lignes suivantes : « *Cette viciation du sang* qu'on suppose pré- » exister à la fièvre puerpérale et en déterminer le développement, » quelle est-elle et quelle est son origine ?..... Il est en tout cas dou- » teux que son origine soit toujours la même. La *putréfaction de quel-* » *que caillot* retenu dans la cavité utérine, et mieux encore des petits » bouchons de sang coagulé qui ferment les orifices veineux, béants à » l'intérieur de l'utérus donnent lieu à la formation de quelque produit » toxique, dont *une seule molécule* une fois en contact avec le sang, si » abondant encore dans les sinus, joue le rôle d'excitateur dans ce » liquide, si disposé par sa nature à se prêter à toutes les transforma- » tions. — Et peut-être en est-il de cette molécule, qui est un produit » de la décomposition du sang, comme de la levûre qui est un produit » de la décomposition du gluten. » — *Dict. de méd.*, t. XXVI, p. 338-339. *Fièv. puerp.*, par P. Dubois.)

Que reste-t-il donc maintenant à la fièvre puerpérale ? Sa marche épidémique et son aptitude à revêtir des formes diverses à chaque épidémie. — Mais, n'en est-il pas de même de l'infection purulente ? Ne la voit-on pas sévir avec toutes les irrégularités de marche et de symptomatologie, tous les caprices signalés comme propres à la fièvre puerpérale ? Ouvrons les livres de chirurgie, et nous verrons : « L'infection purulente » est très fréquente dans les hôpitaux de Paris. — On la rencontre » beaucoup moins souvent dans la pratique particulière. — Quelques » observateurs, et Dance en particulier, ont remarqué qu'il y a des épo- » ques où elle sévit plus spécialement et où elle prend une forme épi- » démique, de sorte qu'il semble exister en dehors de l'individu et

» indépendamment de sa blessure, quelque cause extérieure aggravante. » Faut-il, avec M. Cruveilhier et surtout M. Tessier, chercher cette » cause dans l'influence funeste des mêmes conditions miasmatiques » qui favorisent l'apparition de la pourriture d'hôpital et du typhus? » — (A. Bérard et Denonvilliers, *Compend. de chirurg.*, t. I, p. 378.) Il n'est pas jusqu'à cette variété, si remarquée par M. Charrier et décrite par lui sous le nom de *Forme thoracique de la fièvre puerpérale*, qui n'ait été mentionnée par les chirurgiens, à propos de l'infection purulente, et M. Dumontpallier nous a rappelé qu'en 1826, dans un mémoire intitulé : *Pleurésies à la suite des grandes opérations chirurgicales ou d'une suppuration plus ou moins abondante*, M. Velpeau a publié des observations toutes semblables à celle de la thèse de M. Charrier.

Un dernier fait, dont l'importance a été entrevue par M. P. Dubois et comprise par M. Tarnier, c'est celui de la contagion, car, dit M. P. Dubois, « si la contagion était prouvée, il ne resterait plus de doutes dans » les esprits les plus prévenus. » — Quant à nous, il ne nous répugne nullement d'admettre la contagion dans certains cas, et nous nous refusons pourtant à considérer la fièvre puerpérale comme une entité morbide. — C'est qu'en effet la question de la contagion a pu être agitée, non seulement à propos du phlegmon diffus, qui ressemble sous beaucoup de rapports à la fièvre puerpérale et comme elle règne trop souvent d'une façon épidémique dans les hôpitaux, mais même à propos de l'infection purulente que « l'on voit fréquemment sévir dans des » salles où le nombre des malades n'est pas actuellement considérable, » comme si le principe morbifique était demeuré attaché aux parois de » la salle, aux lits et aux différents objets d'ameublement. » — (*Dict. de méd.*, t. XXVI, p. 482. *Pus, infection purulente,* par P. Bérard.) — De plus, cette même contagion a été non seulement soupçonnée, mais bien démontrée dans une autre maladie également épidémique qui, comme les précédentes, décime les salles de chirurgie et a aussi plus d'un rapport avec certains cas de prétendue fièvre puerpérale. — Je veux parler de la pourriture d'hôpital, laquelle recouvre les plaies d'une pseudo-membrane molle, grisâtre, pulpeuse, en tout semblable à celle que nous avons trouvée si bien décrite dans la thèse de M. Billoir, et signalée souvent comme occupant la face interne de l'utérus dans les observations des autres auteurs. — C'est à elle que, avec M. Béhier, nous rapporterions ces métrites gangréneuses, cette putrescence de l'utérus, dont on ne se rendait pas compte autrement. — Pourquoi alors la pourriture d'hôpital ne serait-elle pas contagieuse dans les maisons d'accouchement absolument au même titre et de la même façon qu'elle l'est dans les services de chirurgie?

Resterait enfin à parler de la spécialité d'action de la fièvre puerpérale sévissant exclusivement sur les femmes en couches. — Mais n'avons-nous pas vu cette exclusion devenir moins rigoureuse qu'on le prétend, car elle attaque aussi les nouveau-nés, et, à en croire M. Tarnier, elle pourrait même s'étendre à toutes les femmes, indistinctement, pendant le cours de leurs règles? « Et M. Marchessaux n'a-t-il pas montré que pendant » une épidémie de fièvre puerpérale qui ravageait les salles de M. Du- » bois, à l'hôpital des Cliniques, les opérés appartenant, dans le même » hôpital, au service de M. Cloquet, succombaient, pour la plupart, à des » phlébites, à des résorptions purulentes, à la pourriture d'hôpital, etc. — (*Comp. de méd.*, t. VII, p. 219.) — Nous nous garderons bien d'élever le moindre doute sur de tels faits; seulement, au lieu de supposer que la fièvre puerpérale peut s'étendre des salles d'accouchement au service chirurgical, nous aimons mieux penser que, comme tous les autres malades porteurs d'une vaste plaie suppurante, les femmes en couches peuvent, sous une influence épidémique, être atteintes d'infection purulente, d'infection putride, ou de pourriture d'hôpital; car tous les cas de ce genre ont été réunis à tort dans une seule et même description pour former le groupe pathologique informe et confus auquel on a jusqu'à présent imposé le nom de fièvre puerpérale.

Paris.—Typographie Félix Malteste et Ce, rue des Deux-Portes-St-Sauveur, 22.

www.ingramcontent.com/pod-product-compliance
Ingram Content Group UK Ltd.
Pitfield, Milton Keynes, MK11 3LW, UK
UKHW020417220726
13923UKWH00005B/2007